OPÉRATIONS

Pratiquées

SUR LES ORGANES GÉNITAUX DE LA FEMME

Pendant les Années 1894-95-96

PAR LE

Dr J. LAFOURCADE (de Bayonne)

Ancien Interne des Hôpitaux de Paris
Ancien Chef de Clinique Chirurgicale à la Faculté de Paris.

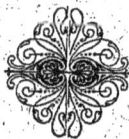

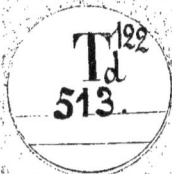

DAX

IMPRIMERIE HAZAEL LABÈQUE

11, Rue des Carmes

—

1897

OPÉRATIONS

Pratiquées

SUR LES ORGANES GÉNITAUX DE LA FEMME

Pendant les Années 1894-95-96

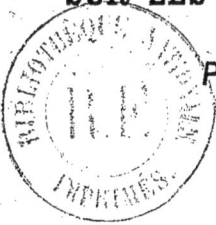

PAR LE

Dr J. LAFOURCADE (de Bayonne)

Ancien Interne des Hôpitaux de Paris
Ancien Chef de Clinique Chirurgicale à la Faculté de Paris.

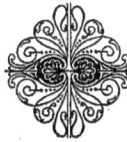

DAX

IMPRIMERIE HAZAEL LABÈQUE

11, Rue des Carmes

—

1897

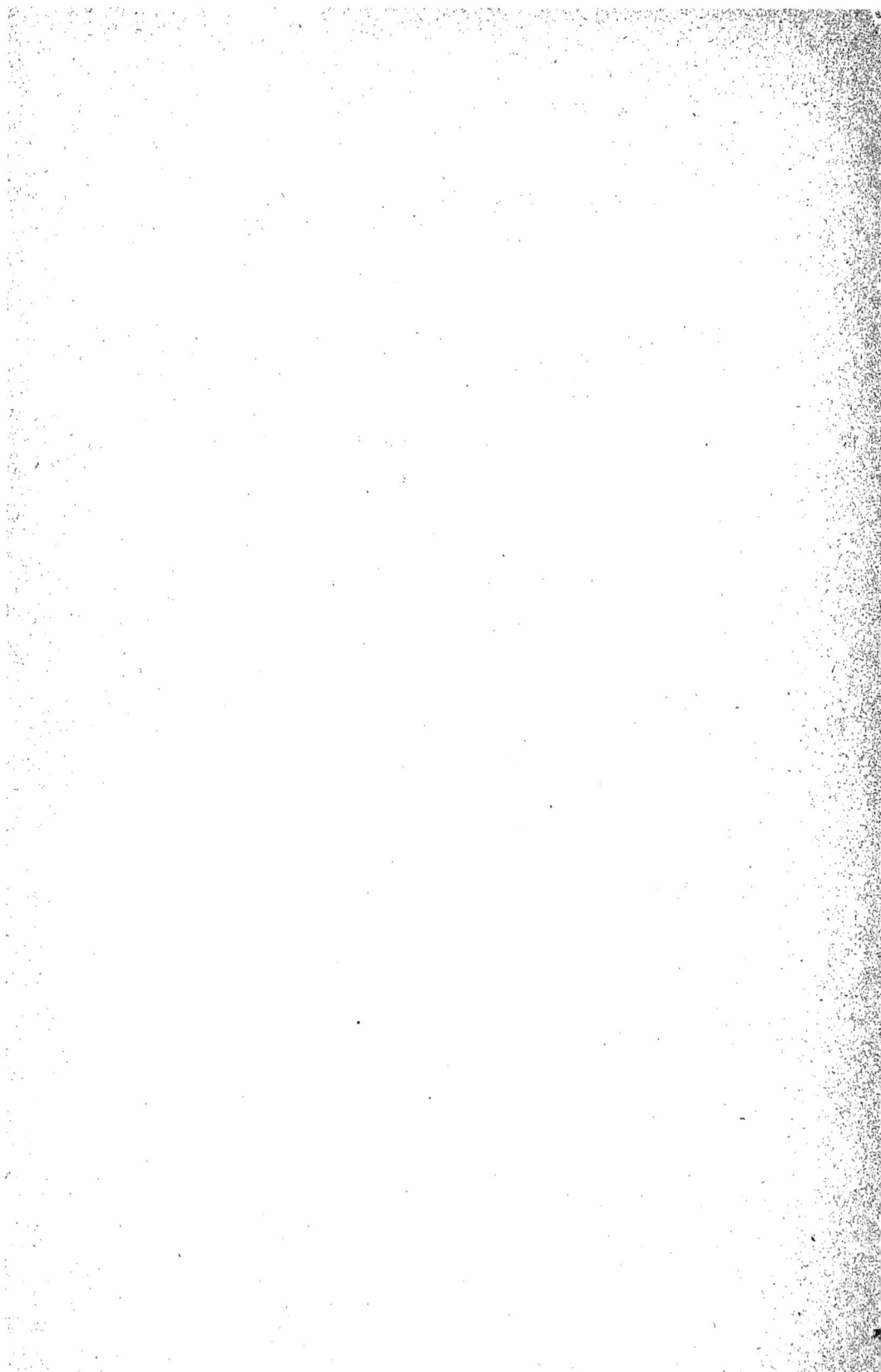

OPERATIONS

PRATIQUÉES SUR LES

Organes Génitaux de la Femme

PENDANT LES ANNÉES 1894-95-96

Il est du devoir de tout chirurgien, honoré de la confiance de nombreux confrères, de publier de temps en temps les résultats de sa pratique. Il y a deux façons de procéder : publier les opérations intégrales que l'on a faites, ou s'en tenir à un groupe d'interventions qui ont un cachet de gravité spéciale.

Dans le premier cas, on réunit des faits éminemment disparates. On associe dans un pourcentage, des opérations de petite chirurgie avec des hystérectomies ou des interventions sur le système nerveux central. On arrive ainsi à un trompe-l'œil et à un résultat absolument faux. Il est en effet des opérations qui ne doivent jamais donner actuellement lieu au moindre incident. Il en est d'autres, au contraire, qui, malgré tout, par suite de l'importance du traumatisme ou de la déchéance antérieure de l'état général, comportent quelquefois un pronostic sérieux. Aussi, je crois qu'il est préférable de s'en tenir à une catégorie restreinte d'interventions et de prendre celles qui s'adressent aux affections de tout un système. J'ai hésité entre les opérations que j'ai pratiquées sur les voies urinaires, sur les os et les articulations, et enfin sur les organes génitaux de la femme.

J'ai, tout d'abord, adopté ces dernières parce qu'elles sont des plus intéressantes. S'il en est beaucoup qui ne présentent aucune gravité, il en est d'autres qui sont très sérieuses et il n'en est pas qui nécessitent quelquefois plus de tempérament et de sang-froid chirurgical. On peut, jusqu'à un certain point, m'adresser le reproche dont je parlais tout à l'heure pour la statistique générale, car je fais accompagner les hystérectomies et les salpingectomies des curettages et des polypes de l'urèthre. Mais, même les opérations les plus simples de la gynécologie, comme le curettage et l'amputation du col, peuvent donner lieu à de graves complications si les règles de l'asepsie ne sont pas observées. Parmi les malades que j'ai opérées de l'hystéropéxie, il en est une, opérée en présence de mon ami le Docteur Bourretère, qui, à la suite d'un curettage pratiqué par un confrère, avait eu de la pelvi-péritonite suivie de rétroflexion et de la phlébite de la veine fémorale gauche. Elle garda le lit 16 mois à la suite de ce curettage septique !

J'ai divisé les opérations pratiquées sur les organes génitaux de la femme en trois chapitres :

1º *Affections des organes génitaux externes : vulve et vagin ;*

2º *Affections du col et du corps de l'utérus ;*

3º *Affections des annexes : ligaments larges, trompes et ovaires.*

Chacun de ces chapitres est suivi de quelques réflexions et je termine, enfin, par des conclusions générales.

---

1. Affections des organes génitaux externes
Vulve et Vagin.

—

Imperforation congénitale de l'hymen avec hématoclopos, sans hématomètre. — Dans un cas, la tumeur sanguine remontait jusqu'à l'ombilic	2 op.	2 gu.
Sténose congénitale de la partie profonde du vagin. Dilatation, débridement transversal et dilatation prolongée	1 —	1 —
Bartholinite. — Abcès aigu de la grande lèvre. — Incision et grattage	3 —	3 —
Abcès chronique à répétition de la grande lèvre. — Excision totale de la poche. . .	1 —	1 —
Enormes végétations de la vulve traitées par l'extirpation et la cautérisation ignée .	1 —	1 —
Kystes de la glande de Bartholin. — Excision	4 —	4 —
Fibrome de la grande lèvre gauche déve-		

loppée aux dépens du ligament rond, du volume du poing. . . . . 1 op. 1 gu.

Epithélioma limité de la vulve. Extirpation large . . . . 1 — 1 —

Epithélioma diffus de la vulve ayant envahi les deux grandes lèvres, le vestibule et le clitoris. Extirpation au thermo-cautère . . 1 — 1 réc.

Excision des petites lèvres très-hypertrophiées . . . . 1 — 1 gu.

Tumeurs polypoïdes du méat de l'urèthre s'accompagnant de douleurs et de troubles de la miction. Extirpation et cautérisation . 5 — 5 —

Uréthrocèle. — Excision et sutures . . 1 — 1 —

Vaginisme intense ayant subi plusieurs interventions infructueuses. — Opération de Pozzi . . . . , 1 — 1 —

Déchirures incomplètes du périnée opérées par le procédé de dédoublement de Lawson Tait. . . . . 17 — 17 —

Déchirures complètes du périnée, opérées par le dédoublement de Lawson Tait. . . 7 — 7 —

Déchirures complètes du périnée avec déchirure de la cloison recto-vaginale remontant jusqu'au voisinage du col. Dans un cas l'incontinence des matières remontait à 23 ans . . . . 2 — 2 —

Restauration immédiate post-partum pour déchirure totale. . . . . 3 — 3 —

Prolapsus de la paroi antérieure seule du vagin traités par la colporraphie antérieure ovalaire avec périnéorraphie . . . 11 — 11 —

Prolapsus de la paroi postérieure seule du vagin sans abaissement notable de l'utérus, opérés par la périnéoplastie par glissement . . . . 4 — 4 —

Prolapsus des deux parois vaginales opérés

par la colporraphie antérieure combinée
avec la colpopérinéorraphie d'Hégar . . .   6 op.   6 gu.

Fistules vésico-vaginales simples, situées
vers le milieu de la paroi vaginale, opérées
par le procédé américain. . . . . . .   2 —   2 —

Kystes du vagin. — Excision. . . . .   2 —   2 —

Epithélioma primitif du vagin non adhérent
aux parties sous-jacentes. — Excision . .   1 —   1 —

Taille vésico-vaginale pour calcul vésical,
avec suture totale . . . .   1 —   1 —

*Soit 79 opérations avec 78 guérisons et 1 récidive
de cancer diffus de la vulve, soit 0 0/0 de mortalité
opératoire.*

La récidive de l'épithélioma vulvaire a été obser-
vée chez une malade du Dr Toussaint, guérie d'ailleurs opératoirement en septembre 1896, et qui va
succomber rapidement aux progrès du cancer.

Quelques remarques sont seulement nécessaires
sur un cas d'hématoclpos et sur les périnéorraphies
que j'ai faites.

L'hématoclpos a été observé chez une jeune
fille de 23 ans, avec le Dr Long-Savigny, de Biarritz.
Depuis l'âge de 13 ans, où les règles auraient dû
apparaître, douleurs constantes dans le ventre, avec
exacerbations mensuelles. De temps en temps,
rétention d'urine. Je constate une tumeur remontant
jusqu'à l'ombilic. Hymen imperforé. Si la malade
fait un effort, le périné prend l'aspect d'une partu.
riente, quand la tête va apparaître à la vulve. Hymen se laisse refouler en dehors de tout effort. A
l'incision cruciale de l'hymen très épaissi, il s'écoule

une quantité de sang analogue à du raisiné et esti-
mée à 3 litres. Injections antiseptiques. Bourrage.
Quelques jours plus tard, la malade rend une mem-
brane fibrineuse stratifiée et la guérison survient
assez rapidement.

Les nombreuses périnéorraphies que j'ai pratiquées ont leur intérêt. Pour les déchirures complètes ou incomplètes, je me sers toujours du
procédé de Lawson Tait. Le dédoublement de la
cloison recto-vaginale par une incision en U dans
les cas incomplets, et en Ц dans les restaurations
complètes, m'a donné des résultats excellents. Une
seule fois, j'ai observé avec M. Guilbeau, une désu-
nion légère au niveau de la fourchette qui a été
réparée à la cocaïne. Dans les périnéorraphies complètes, l'avivement doit être considérable, et on
place des fils profonds ou de soutènement et des fils
superficiels ou d'affrontement. J'ai réparé, entr'autres, deux déchirures compliquées d'une fente lon-
gitudinale de la cloison recto-vaginale jusqu'à 2
cent. du col. Dans les deux cas, il y avait incontinence à peu près totale des matières. Dans l'un
d'eux, opéré avec le docteur Depeton, il s'agissait
d'une déchirure avec incontinence remontant à 23
ans. L'opération, très difficile à cause de l'amincis-
sement et de l'atrophie des vestiges de la cloison,
dura 1 h. 1/2. Le résultat a été parfait. Une déchirure incomplète est réparée dans 6 ou 7 minutes par
le procédé de Lawson Tait. Il faut de 12 à 15 minutes pour une déchirure totale ordinaire.

II . Affections du col et du corps de l'utérus

—

Atrésie congénitale du col. Dilatation, débridement bi-latéral et dilatation secondaire . . . . 3 op. 3 gu.

Atrésie congénitale du col traitée par l'opération de Bouilly pour la métrite cervicale glandulaire . . . . 4 — 4 —

Métrites muco-purulentes. Curettage simple . . . . 34 — 34 —

Métrites hémorrhagiques consécutives à une fausse-couche ou à l'accouchement. — Curettage . . . . 25 — 25 —

Métrites hémorrhagiques dues à transformation angiomateuse de la muqueuse. — Curettage . . . . 3 — 3 —

Métrites du corps. Métrites du col avec ectropion de la muqueuse. Curettage et Schrœder . . . . 26 — 26 —

Métrites. — Déchirures du col sans ectropion. Curettage et trachélorraphie d'Emmet . . . . 2 — 2 —

Infection puerpérale. — Curettage et irrigation . . . . 4 op. 4 —

Rétention placentaire. Phénomènes putrides. Etat général très grave. Curettage et irrigation . . . . 2 op. 1 gu. 1 m.

Allongement hypertrophique et conicité du col. Amputation du col . . . . . 3 — 3 gu.

Prolapsus de l'utérus et des parois vaginales. Métrite et hypertrophie du col. Curettage. Amputation du col et colpopérinéorraphie . . . . 13 op. 11 gu. 2 r.

Prolapsus de l'utérus et du vagin. Colpopérinéorraphie, *laparotomie* et hystéropexie abdominale antérieure . . . . . 1 op. 1 gu.

Rétroflexion mobile avec métrite. Curettage et raccourcissement des ligaments ronds. (Alquié-Alexander) . . . . . . 4 — 4 —

Rétroflexion mobile chez des femmes ayant dépassé la ménopause. Vagino-fixation avec incision transversale . . . . . 2 — 2 —

Rétroflexion adhérente consécutive à pelvi-péritonite. *Laparotomie*. Mobilisation de la matrice et hystéropexie abdominale . . 2 — 2 —

Polypes fibreux du col. Excision . . . 2 — 2 —

Polypes muqueux du col. Excision . . . 3 — 3 —

Cancers du corps de l'utérus inopérables. Curettage contre les hémorrhagies . . . 5 op. 5 amél.

Cancer du corps de l'utérus, curetté in extremis pour hémorrhagie très abondante. 1 — 1 mort

Cancers inopérables du col. Grattage et cautérisation ignée . . . . 4 — 4 amél.

Cancers limités du col. Hyslérectomie vaginale . . . . 3 -- 2 g. 1 réc.

Enorme fibrome non pédiculé de la lèvre postérieure du col faisant saillie à la vulve. Morcellement, amputation de la lèvre postérieure du col. . . . . 1 — 1 gu.

Fibromes utérins hémorrhagiques. Mauvais état général. Opération de Battey . 4 — 4 —

Fibrome sous-muqueux du volume du poing. Morcellement et ablation par les voies naturelles avec débridement bi-latéral du col. . . . . 1 — 1 —

Fibromes de l'utérus dépassant le pubis. *Hystérectomie vaginale* par le procédé en V de Doyen . . . . 5 — 5 —

Fibromes de l'utérus atteignant à 3 ou 4 centimètres de l'ombilic. *Hystérectomie vaginale* par morcellement. Dans le cas mortel, le morcellement a duré 2 heures 1/2. . . . . 3 op 2 g 1 mort

Fibrome unique de la paroi antérieure de l'utérus. *Laparotomie, hystérotomie et énucléation.* Suture de la loge . . . . . 2 op. 2 gu.

Fibromes volumineux de l'utérus. Dans un cas, la tumeur pesait 40 livres. *Hystérectomie abdominale supra-vaginale* avec pédicule extérieur. . . . . 6 — 6 —

Fibrome de l'utérus dépassant l'ombilic. Mauvais état général. *Hystérectomie abdominale totale* par le procédé de Doyen . . 1 — 1 mort

Fibrome de l'utérus du volume d'une tête de fœtus. *Laparotomie.* Implantation pédiculée sur le fond de l'utérus. Extirpation Suture du pédicule. . . . . 1 — 1 gu.

Laparotomie exploratrice. — Fibromes multiples remplissant abdomen et petit bassin, inopérables, à cause adhérences intimes à masse intestinale . . . . . . 1 op. 1 gu. opér.

Laparotomie exploratrice. — Tumeur maligne à point de départ utérin chez jeune fille. Adhérences intimes à tous les organes voisins . . . . 1 op. 1 gu. opér.

Soit 172 opérations avec 168 guérisons et 4 morts.

Voyons d'abord les causes de ces 4 morts.

Dans un cas, il s'agit d'une femme qui présentait une rétention d'une quantité importante de placenta. Les phénomènes septiques graves éclatèrent dès le lendemain de l'accouchement et le surlendemain, au moment du curettage, la situation était des plus sérieuses : Teint terreux, température 40,2, pouls très rapide. Diarrhée. Sans anesthésie, la curette large ramène des débris de placenta putréfié. Quand la cavité utérine paraît dégagée, je fais une irrigation de 5 ou 6 litres de sublimé à $\frac{1}{10,000}$.

Quatre irrigations de 4 litres furent faites dans l'après-midi. Le soir, la température était à 37,6. Mais dès le lendemain, les accidents reprirent avec c une intensité nouvelle, le ventre se ballonna, le pouls devint très rapide et la malade mourut 48 heures après le grattage. Celui-ci n'est évidemment en rien dans l'issue fatale. Il a été impuissant, avec l'irrigation, à enrayer la marche des accidents.

J'en dirai autant d'une femme que j'ai curettée avec le Dr Mendiboure (de Baïgorry). Elle était atteinte d'un cancer du corps s'accompagnant d'hémorrhagies très abondantes. Je fus appelé par mon confrère pour une perte profuse et je trouvai la malade dans un état extrêmement grave. A la curette, je ramenai, sans anesthésie, des fongosités abondantes et fis une irrigation intra-utérine très chaude. Cette intervention arrêta complètement l'hémorrhagie. Mais la malade était si épuisée, qu'elle ne remonta pas la pente et succomba 36 heures après l'opération. Si elle n'avait été dans un endroit très isolé dans la montagne, des injections sous-cutanées d'eau salée auraient été pratiquées, et nous aurions eu peut-être à enregistrer une survie.

Les deux autres morts dont il me reste à parler sont dues à l'intervention.

Dans le premier cas, il s'agit d'une dame de 42 ans que j'ai opérée avec les Drs Lasserre, Garat et Tucoulat, pour des fibromes multiples hémorrhagiques et enclavés dans le petit bassin et remontant à quatre travers de doigt au-dessus du pubis. Je pratiquai l'hystérectomie vaginale avec morcellement qui fut très pénible et dura 2 heures 1/2. La malade succombait de schok opératoire.

Le second insuccès est dû à une *hystérectomie abdominale totale* par le procédé de Doyen. C'était la première hystérectomie totale abdominale que je pratiquais. Femme de 38 ans épuisée par les pertes. Fibrome remontant au-dessus de l'ombilic et à développement rapide. Hémorrhagies abondantes qui engagèrent le Dr Laborde (de Biarritz) à m'adresser cette malade. Les Drs Garat, Lasserre, Dutournier et Pailhès (de Mont-de-Marsan) assistaient à l'opération qui dura 1 h. 35. La malade mourait de septicémie le 3e jour.

En examinant donc les faits *impartialement*, j'arrive au résultat suivant :

Sur 172 opérations pratiquées sur la matrice, 2 morts sont imputables à l'opération.

Et cependant, j'ai eu à opérer des cas sérieux en assez grand nombre :

J'ai opéré 24 fibromes de l'utérus, avec des interventions différentes, suivant les indications, avec 22 guérisons et 2 morts, — les 2 morts susdites — soit 8 o/o de mortalité environ. Six hystérectomies abdominales, avec pédicule extérieur, ne m'ont donné que des succès, et huit hystérectomies vaginales, sept guérisons.

Le *cancer de l'utérus* m'a procuré peu de satisfactions. — Il est vrai que je n'ai pu opérer par l'hystérectomie vaginale que trois cancers du col. Les opérations ont guéri : 2 malades opérées il y a 27 et 15 mois, ne présentant pas de récidive, 1 cas opéré il y a 8 mois à un début de récidive. — Cinq fois, j'ai gratté des épithéliomas du corps et ai obtenu des *améliorations passagères* au point de vue des hémorrhagies. Quatre fois, j'ai curetté et cautérisé des épithéliomas diffus du col *avec des résultats palliatifs*. Mais je n'hésite pas à dire que cette chirurgie palliative du cancer, ne donne que bien peu de consolations au chirurgien qui l'entreprend, *comme il doit cependant consciencieusement le faire,* et malgré tout ce que l'on a pu dire à l'entourage de la malade.

Les curettages m'ont donné d'assez bons résultats définitifs. Je ne curette que les métrites muco-purulentes très fortes ou les métrites hémorrhagiques, La preuve, c'est que j'ai dû faire presque aussi souvent le curettage et le Schrœder pour métrite que le simple curettage. Je traite les métrites peu accusées et peu invétérées par les injections modificatrices et les crayons intra-utérins. -- Tous les curettages pour métrite hémorrhagique ont guéri. — La plupart des femmes opérées par métrite muco-purulente ont bénéficié de l'opération. Sur 60 opérées, 15 environ (soit 1/4) ne sont qu'améliorées, chez lesquelles les pertes sont diminuées et chez lesquelles les douleurs et l'état général laissent à désirer. Le plus souvent, et ce traitement post-opératoire a une importance tout aussi grande que l'intervention, je fais suivre le curettage de pansements intra-utérins prolongés : injections de teinture d'iode et crayons. Une femme opérée en août 1896 avec le Dr Legrand, de Biarritz, et qui présentait à ce moment des annexes peu malades, est actuellement atteinte de salpingites pour laquelle je vais intervenir sous peu.

Une malade opérée d'un Schrœder et curettage en avril 1896 a eu une appendicite en décembre dernier. Et si je cite ce fait, qui n'a rien à voir avec le curettage, c'est qu'un confrère avait donné à entendre que l'opération antérieure n'était pas étrangère au développement de l'appendicite !!

Je dirais enfin, pour terminer, que les interventions que j'ai faites pour prolapsus de l'utérus ont été suivies de bons résultats. Le traitement du prolapsus est une très large colpopérinéorraphie avec opérations sur le corps et le col de l'utérus suivant leur état. Sur 13 prolapsus opérés, 11 restent parfaitement guéris, 2 ont récidivé, et les femmes refusent une nouvelle intervention qui aurait les plus grandes chances de succès. Pour les prolapsus, je pratique d'abord le curettage et l'amputation élevée du col, si besoin est, de façon à ramener l'utérus à des proportions normales. Je fais ensuite une large colporraphie antérieure, en enlevant un lambeau ovalaire, et termine par une colpopérinéorraphie, suivant le procédé d'Hégar. Dans un cas, chez une femme jeune atteinte de prolapsus complet, j'ai fait suivre la colpopérinéorraphie de l'hystéropéxie abdominale antérieure suivant le procédé de M. Terrier. Le résultat a été parfait et se maintient tel.

III. Affections des annexes : trompes, ovaires et péritoine pelvien.

—

Salpingo-ovarites chroniques non suppurées, salpingites parenchymateuses et ovarites hystiques, *unilatérales. Laparotomie.* Extirp. unilatérale. . . . . 7 op. 7 gu.

Salpingo-ovarites chroniques non suppurées. Salpingites parenchymateuses et ovarites peu adhérentes. Hydrosalpinx. Lésions peu adhérentes *bilatérales. Hystérectomie vaginale et ablation bilatérale des annexes* . 29 — 29 —

Salpingo-ovarites chroniques non suppurées, avec pelvi-péritonite et enclavement de l'utérus. *Hystérectomie vaginale avec ablation bilatérale, unilatérale ou nulle des annexes* . . . . 8 — 8 —

Ovarite suppurée unilatérale. *Laparotomie.* 1 — 1 —

Salpingo-ovarites suppurées *bilatérales, haut situées, Laparotomie.* Ablation bilatérale des annexes. Drainage. Un cas très grave . . . . 2 — 2 —

Salpingo-ovarites suppurées *bilatérales*.
Quelques cas très graves. *Hystérectomie
vaginale* . . . . 11 op. 11 gu.

Suppurations pelviennes très étendues,
anciennes. Dans le cas mortel, la poche
remontait à 3 travers de doigt au-dessous
de l'ombilic. Etat général grave. *Hystérectomie vaginale* . . . . 4 op. 3 gu. 1 m.

Hystérectomies vaginales complémen-
taires après laparotomies infructueuses . . 2 op. 2 gu.

Pyo-salpinx unilatéral récent chez femmes
jeunes. Incision du cul de sac postérieur et
drainage . . . . . ; . . . . 3 — 3 —

Grossesses extra-utérines opérées au 2⁰
mois par la *laparotomie* et l'extirpation . . 2 — 2 —

Hémato-salpinx. Incision du cul de sac
postérieur. . . . . 2 — 2 —

Grossesse extra-utérine de 5 mois, traitée
par l'incision du cul de sac postérieur, l'extirpation du fœtus et le tamponnement.
Femme très cachectique, opérée à l'hôpital
de Bayonne . . . . 1 — 1 m.

Phlegmon puerpéral du ligament large.
Drainage abdomino-vaginal. . . . . . 2 — 2 gu.

Pelvi-péritonite. Suppuration rétro-uté-
rine. Incision du cul de sac postérieur. . 5 op. 4 gu. 1 m.

Hématocèle rétro-utérine. Incision du cul
de sac postérieur et drainage . . . . . 1 op. 1 gu.

Tumeur solide fibro-sarcomateuse de l'o-
vaire gauche du volume d'une tête de fœtus
à terme. *Laparotomie*. Extirpation. . . . 1 — 1 —

Kystes de l'ovaire uniloculaires, non
adhérents, dont quelques-uns très volumineux, contenant de 18 à 27 litres de liquide. 14 — 14 —

Kystes de l'ovaire multiloculaires, ou à

contenu plus ou moins épais et plus ou
moins adhérents . . . . 4 op. 3 gu. 1 m.

Kystes de l'ovaire multiloculaires et végé-
tants . . . . 2 op. 2 gu.

Kystes dermoïdes de l'ovaire adhérent,
dont un opéré chez une malade de 63 ans . 2 — 2 —

Tuberculose péritonéale généralisée consécutive à salpingo-ovarite tuberculeuse.
Laparotomie . . . . 1 — 1 —

Laparotomie exploratrice pour un kyste
végétant de l'ovaire avec généralisation
cancéreuse du péritoine . . . . 1 op. 1 gu. op.

Laparotomie exploratrice pour salpingite
très adhérente. Devais faire plus tard hystérectomie vaginale mais malade s'est
trouvée très améliorée. . . . . 1 op. 1 gu. op.

Soit 106 opérations avec 102 guérisons et 4 morts

Tout comme précédemment, voyons les causes de
la mort et les circonstances dans lesquelles elle est
survenue.

Le premier cas que je relève est celui d'une hystérectomie vaginale faite pour suppuration pelvienne
remontant à 3 travers de doigt au-dessous de l'ombilic chez une femme de 30 ans, malade du Dr Dassieu,
(de Pau), présentant un mauvais état général. Depuis
6 mois, cette femme n'avait pas quitté le lit. L'utérus
n'était nullement abaissable. J'effondre le cul du sac
postérieur, incise l'abcès d'où s'écoule 1/2 litre de
pus horriblement fétide, et explore la cavité puru-

lente dont le doigt ne sent pas les limites. Je déchire quelques cloisons secondaires et fais un lavage abondant. Il me paraît prudent de m'en tenir à cette cœliotomie et au drainage prolongé. Mon ami Dutournier me fait, après exploration, remarquer que cette poche énorme va suppurer beaucoup et longtemps, qu'il n'y a que peu de chances de voir une guérison définitive survenir et que la malade, avec l'état général qu'elle présente, ne fera pas les frais de cette supuration. Je partage cette opinion très légitime et me décide à l'hystérectomie. Je me sers du procédé de Muller. Rien ne s'abaissait ; en outre, l'utérus est friable, si bien que les pinces à traction dilacèrent le tissu utérin. J'arrive cependant au fond de la matrice que j'aperçois à l'aide de valves et place des pinces sur le ligament large gauche que je sectionne. La matrice est fixée à un tel point, qu'il m'est impossible de la faire basculer, et je dois pincer et sectionner le ligament large droit, la matrice étant en place. C'est la première fois que j'ai observé cette particularité, soit sur les nombreuses hystérectomies que j'ai faites, soit sur celles, plus nombreuses, auxquelles j'ai assisté pendant mon internat.

La malade supporta bien l'opération qui dura 40 minutes seulement, et le surlendemain, à l'ablation des pinces, je croyais que l'issue serait favorable, car la température était normale, le ventre souple et indolore, le pouls rapide mais bon. Mais depuis son réveil, la malade n'avait pu rien avaler. Les vomissements avaient été incessants et rien ne pouvait

les calmer, si bien que la malade, épuisée, succombait le 4e jour.

Il est possible, si je m'étais arrêté à mon impres-
sion première et si je m'en étais tenu à l'incision du
cul de sac postérieur avec drainage, que la malade
eût survécu, se fût relevée et qu'une hystérectomie
secondaire, dans le cas où la guérison ultérieure
n'aurait pa été définitive, aurait achevé la guérison.
C'est là d'ailleurs une hypothèse, car cette malade
était bien cachectique pour réparer une poche
comme celle qu'elle présentait.

Le second cas de mort est celui d'une femme que
mon collègue M. Lebeuf me pria de voir à l'hôpital de
Bayonne. Il s'agissait d'une malade très émaciée,
vomissant depuis 4 mois tout ce qu'elle prenait, et
présentant la peau sèche et écailleuse des cachecti-
ques. Pertes muco-purulentes très abondantes.

Je constate en arrière de l'utérus, et séparée de
lui par un sillon manifeste, une tumeur dure emplis-
sant le petit bassin et envoyant un prolongement à
droite et à gauche dans les fosses iliaques. Sur la
ligne médiane, je sentais un sillon vertical. Je fis
naturellement le diagnostic de double suppuration
annexielle. L'utérus en antéflexion n'était nullement
augmenté de volume. Par suite du très mauvais état
général de la malade, je me décidai à l'incision du cul
de sac postérieur qui fut faite en présence des doc-
teurs Garat et Lebeuf. Dès le premier coup de bis-
touri, je reconnais l'erreur de diagnostic et j'extrais,

un fœtus de 4 mois 1/2 à 5 mois. L'hémorrhagie est très abondante. Je n'extrais pas le placenta et bourre fortement le sac, comptant sur l'élimination spontanée du placenta. Le tamponnement arrêta complètement l'hémorrhagie. Il fut enlevé après 48 heures, et avec le doigt je ramenai quelques débris de placenta. Irrigations antiseptiques. La température ne monta pas au-dessus de 38°. Dès le 5e jour, l'irrigation ne ramenait rien de suspect. Mais la malade, très épuisée, s'affaiblit progressivement et mourut dans le marasme le 8° jour.

L'autopsie montra que la grossesse s'était développée au niveau du pavillon de la trompe gauche ; que la cavité du sac était nette et que le péritoine ne présentait absolument rien d'anormal. La cavité utérine n'était pas augmentée de volume.

Si cette malade avait eu un état général moins mauvais, elle aurait certainement guéri avec la plus grande simplicité. La cœliotomie postérieure est une opération légitime dans le traitement de la grossesse extra-utérine, comme on peut le constater en lisant la thèse d'Orillard et les chirurgiens qui l'ont pratiquée, se sont contentés le plus souvent de tamponner le sac, comptant sur l'expulsion secondaire du placenta.

La troisième mort est survenue chez une jeune dame opérée en mai 1894, avec mes amis Lavergne et Gibotteau. Pelvi-péritonite. Phénomènes péritonéaux et généraux graves. L'entourage de la malade s'oppose à toute hystérectomie ou laparo-

tomie et n'admet que l'incision de l'abcès par le cul
de sac postérieur. J'ouvre par cette voie une collec-
tion rétro-utérine. Mais la suite des accidents montra
qu'il y avait sans doute quelque poche au-dessus ou
à côté de la précédente et la malade succomba le
onzième jour avec des phénomènes de péritonisme.

Le quatrième insuccès enfin est celui d'une ovariotomie faite avec mes amis, les Drs Darget et Larti-
gau (d'Orthez). Femme de 52 ans, robuste avec un
bon état général. Volumineux kyste de l'ovaire, pour
lequel je propose la laparotomie. La ponction
ramène un liquide gélatineux et visqueux qui ne
peut s'écouler qu'à grand peine par le trocart.
Quant la paroi kystique peut être amenée au niveau
des bords de la plaie, après une évacuation partielle,
j'incise largement la poche. Malgré les compresses
protectrices une assez grande quantité de liquide se
répand dans le péritoine et à la toilette il est pro-
bable que le liquide très visqueux n'est pas complètement enlevé.

Les suites immédiates de l'opération sont des plus
simples. Le quatrième jour, le Dr Darget estime la
malade guérie, et tout semblait devoir bien marcher,
quand éclatent des accidents de septicémie péri-
tonéo-intestinale qui enlèvent la malade sept jours
après l'opération.

Si on veut bien se rendre compte de l'affection
pour laquelle je suis intervenu et de la nature de
l'opération pratiquée, on conviendra que le second

et le troisième insuccès ne peuvent en aucune façon
se rapporter à l'opération elle-même. Dans le cas
de grossesse extra-utérine, l'autopsie a démontré que
tout était irréprochable du côté de l'opération. Dans
le troisième cas, l'incision du cul de sac postérieur
n'a pas donné un résultat heureux, comme aurait pu
le faire l'hystérectomie vaginale, mais ce n'est pas
cette incision qui a fait succomber la malade.

Je n'en dirais pas autant de la première et de la
quatrième mort. Ici c'est l'opération qui a précipité
le dénouement fatal.

J'arrive donc à cette conclusion :

*Sur 106 opérations annexielles, 2 morts sont
imputables à l'opération.*

Pour être complet je dirais que deux malades ont
présenté des accidents septiques non mortels plus
ou moins sérieux. Dans un cas d'ovariotomie, le
pédicule lié à la soie a suppuré et la guérison s'est
faite après l'élémination du fil. Dans un autre cas
(laparotomie pour ovarite suppurée) j'ai eu un phlegmon très grave de la paroi et qui a fini par guérir.
Aucune autre opérée n'a présenté le moindre
accident d'origine septique.

J'ai pratiqué 37 hystérectomies vaginales pour
lésions des trompes et des ovaires *bilatérales* non
suppurées, *sans un seul insuccès.* Ces opérées ont
guéri avec une grande rapidité et quelques-unes
ont pu se lever dès le douzième jour. Elles restent
radicalement guéries. Dans un cas, j'ai observé une

cicatrice douloureuse du fond du vagin. Quelques opérées présentent des troubles vicariants plus ou moins intenses.

Les hystérectomies vaginales pour suppuration annexielle et péri-utérine ont été au nombre de 15, avec 14 guérisons.

Dans ces diverses opérations, je me suis toujours servi du procédé de Muller ou de Doyen. Une hystérectomie vaginale avec ablation des annexes présentant des lésions limitées et peu ou pas adhérentes est terminé dans 6, 8 ou 10 minutes. Les opérations les plus laborieuses ont duré de 40 à 45 minutes. Je n'ai noté aucune complication opératoire. Dans ma thèse de doctorat, j'avais dit que, pour les cas difficiles, le morcellement est supérieur à la section médiane. Je dois dire que celle-ci m'a permis de me tirer des cas les plus difficiles, et je n'emploie pas d'autre procédé.

Les laparatomies pour lésions non suppurées des aunexes sont au nombre de 7. J'ai pratiqué 2 laparatomies pour lésions suppurées. Toutes ces opérations ont guéri. Une des opérées chez laquelle le côté gauche a été extirpé continue à souffrir.

J'ai fait l'incision du cul-de-sac postérieur, 3 fois pour salpingites suppurées avec 3 succès définitifs, 3 fois pour grossesses extra-utérines avec 2 succès, 5 fois pour pelvi-péritonites avec 4 guérisons, et 1 fois pour hématocèle rétro-utérine avec guérison.

Les ovariotomies pour grosses tumeurs de l'ovaire sont au nombre de 23 (1 tumeur solide et 22 kystes de l'ovaire). Ces 23 ovariotomies ne m'ont donné qu'une mort dont j'ai parlé plus haut. Quelques-unes ont été très sérieuses. J'ai opéré 2 kystes dermoïdes ; l'un chez une dame de 63 ans, femme d'un confrère des plus estimés, qui avait été assez bien toléré jusqu'à l'âge de 59 ans ; l'autre, chez une jeune femme, suppuré et très adhérent. La guérison a été parfaite.

Les kystes simples ont été opérés chez des personnes quelquefois âgées ; l'une d'elles avait 69 ans. Ils ont tous guéri. Dans un cas opéré avec les Drs Garat et Aysaguer, je suis tombé sur une généralisation cancéreuse du péritoine ayant eu pour point de départ une ponction faite quelques semaines auparavant, comme le montrait très nettement un gros bourgeon faisant hernie à travers la paroi du kyste, au point même de la ponction. J'avais refermé le ventre et cette malade a survécu quelques mois.

CONCLUSIONS

—

Les 357 opérations que j'ai pratiquées pour affections des organes génitaux de la femme dans une période de 3 ans — qui représentent le tiers environ des interventions de toute sorte que j'ai faites dans la même période — me permettent de démontrer qu'avec des indications précises, et de l'asepsie, on peut arriver à des résultats excellents, même dans des conditions de milieu souvent défectueuses. Depuis un an environ, j'ai une maison de santé, tenue par des religieuses, et 135 opérations y ont été déjà pratiquées, ce qui prouve que cette installation répondait à un besoin réel dans le Sud-Ouest. Une salle d'opérations suffisante me permet d'opérer avec toutes les garanties. Mais que de malades qui ne veulent à aucun prix quitter le milieu où ils se trouvent, qu'il faut opérer dans leur chambre, et qu'il est souvent matériellement impossible de suivre ! Presques toutes mes opérées ont cependant guéri : quatre morts opératoires sur 357 interventions gynécologiques — soit 1,09 o/o de mortalité.

Si l'on veut bien un peu se reporter en arrière et regarder de près les statistiques, on verra que j'ai pratiqué :

56 laparatomies abdominales avec 2 morts (1 hystérectomie abdominale totale et 1 ovariotomie).

65 hystérectomies vaginales avec 2 morts (1 hystérectomie pour fibromes et 1 hystérectomie pour suppuration pelvienne.)

Je laisse de côté les ouvertures péritonéales par le cul de sac postérieur ou antérieur — *laparatomies vaginales* — ces opérations ne présentant aucun danger. J'arrive à cette conclusion :

121 opérations, graves ou très graves, m'ont donné 4 morts opératoires, soit 3,2 o/o de mortalité.

J'ai tenu à indiquer avec détails, les causes

de mes insuccès opératoires pour tâcher d'y remédier à l'avenir, dans la mesure du possible. Malgré tout, on a toujours des morts à déplorer. L'essentiel est qu'elles n'arrivent jamais dans des cas imprévus, est d'éviter les catastrophes. Et cela, on peut, on doit y arriver. Depuis quelque temps, je stérilise les compresses éponges en tarlatane, dont je me sers, à l'autoclave Sorel qui a le grand avantage de les dessécher immédiatement. C'est une garantie de plus. L'anesthésie à l'éther ne m'inspire aucune crainte, surtout avec mon ami Garat, qui a acquis une très grande expérience de l'éthérisation. Actuellement, les confrères au courant de la chirurgie moderne, pouvant servir d'aides aseptiques, sont assez nombreux pour que je puisse, n'importe où, tenter de graves opérations, car, on ne saurait trop le répéter : *l'asepsie est tout, et les plaies ne sont infectées que par le contact direct.* Et je terminerais par la phrase suivante de mon maître Reclus : « Aussi, à cette heure, l'opérateur peut tout oser dans les limites que lui trace la physiologie et s'il n'y avait pas irrévérence envers un Père de l'Eglise, je serais tenté de vous répéter, en le modifiant à l'usage du chirurgien un grand mot de saint Augustin : « *Sois propre et fais ce que tu voudras.* »

Bayonne, Mars 1897.

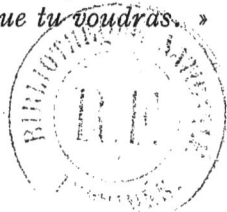

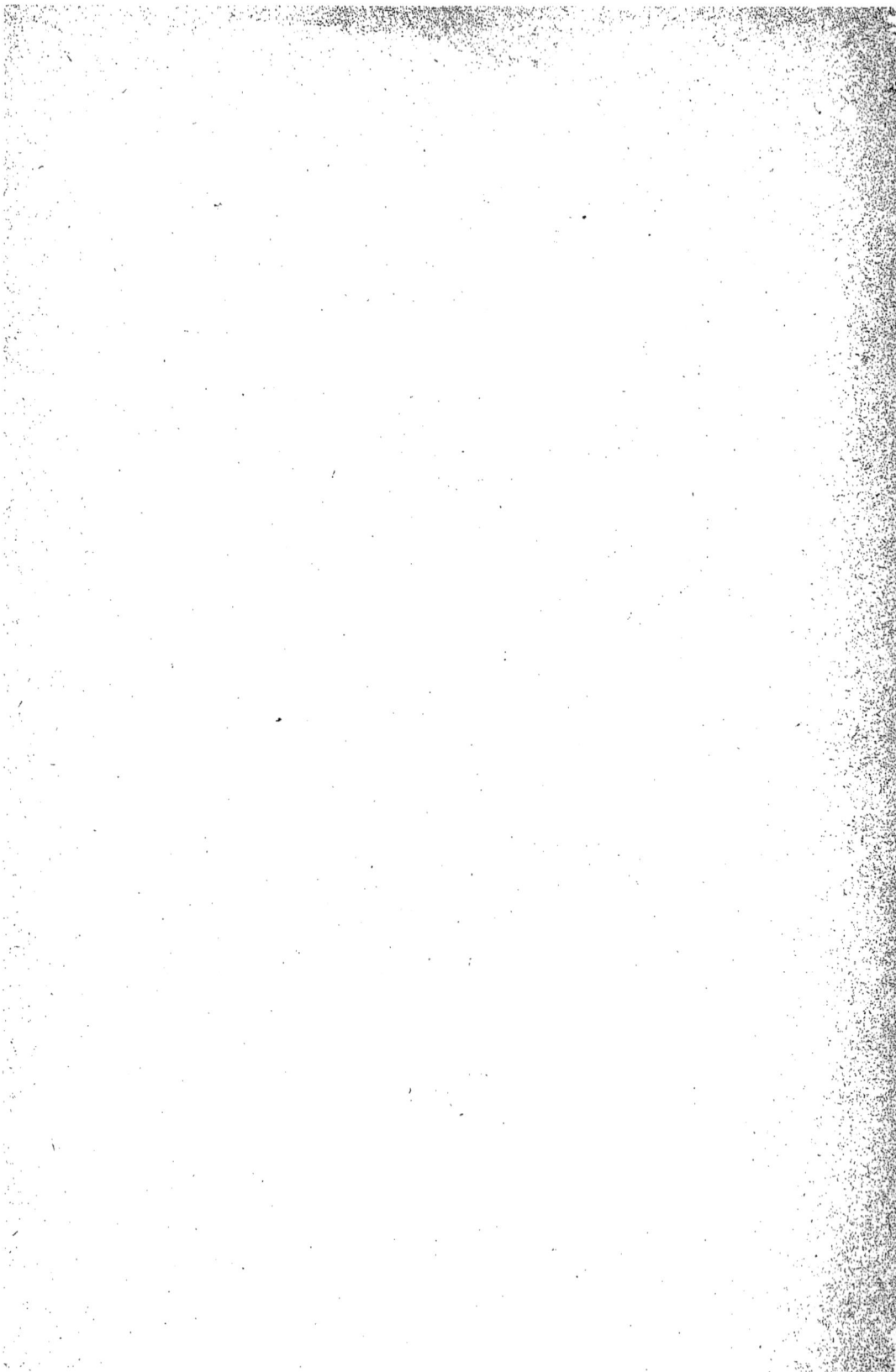